# DES ACCIDENTS CAUSÉS

PAR

# LA PUCE CHIQUE

## Observés à la Guyane Française

PAR

J.-B. PUGLIESI
Docteur en médecine de la Faculté de Paris.

PARIS
A. PARENT, IMPRIMEUR DE LA FACULTÉ DE MÉDECINE
A. DAVY, Successeur
52, RUE MADAME ET RUE CORNEILLE, 3.

1885

DES ACCIDENTS CAUSÉS

PAR

# LA PUCE CHIQUE

Observés à la Guyane Française

DES ACCIDENTS CAUSÉS

PAR

# LA PUCE CHIQUE

Observés à la Guyane Française

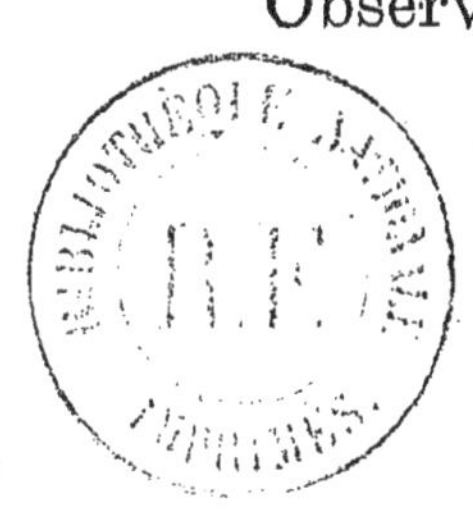

PAR

J.-B. PUGLIESI

Docteur en médecine de la Faculté de Paris.

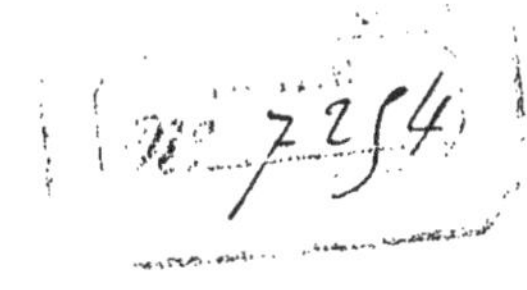

PARIS

A. PARENT, IMPRIMEUR DE LA FACULTÉ DE MÉDECINE

A. DAVY, Successeur

52, RUE MADAME ET RUE CORNEILLE, 3.

1885

# DES ACCIDENTS CAUSÉS

PAR LA

# PUCE CHIQUE

## Observés à la Guyane Française

## INTRODUCTION.

Le 7 juin 1877, je partais de Saint-Nazaire, allant remplacer à la Guyane un collègue, M. Balcame, médecin de la marine, qui venait de succomber à la fièvre jaune. J'arrivais à Cayenne le 29 du même mois, alors que l'épidémie touchait à sa fin et ne quittais définitivement la colonie que le 3 octobre 1880. Pendant ce séjour de quarante mois, j'ai été, comme tous mes collègues, désigné à mon tour pour concourir soit au service des hôpitaux militaires et de la transportation, soit à celui des hospices civils. Souvent encore, j'ai été détaché comme médecin de la commission sanitaire d'immigration, pour visiter les coolies employés dans les placers à l'exploitation de l'or.

Dans tous les points de la colonie que j'ai visités ou habités, dans les divers services médicaux que j'ai suivis ou dirigés; partout en un mot où je me suis trouvé, j'ai rencontré la puce chique.

(Partout où l'homme établit son habitation, la chique le suit), Rengger.

En même temps que son existence, j'ai pu apprécier les diverses lésions qu'elle produisait sur les diverses races humaines (Européens, Nègres, Annamites, Indiens), avec lesquelles je vivais, et constamment j'ai été frappé par les désordres profonds et les suites fâcheuses que ce parasite produisait plus particulièrement sur deux catégories d'individus. Je veux parler des coolies et des transportés blancs européens.

Au moment donc où le gouvernement se dispose à envoyer à notre colonie pénitentiaire de l'Amérique du Sud, des nouvelles recrues de cette dernière race, j'ai pensé qu'il serait peut-être utile, après avoir dit quelques mots sur l'histoire naturelle médicale de la chique, d'appeler de nouveau l'attention sur les accidents qu'elle produit, sur le traitement qui les prévient et sur celui qui les guérit.

## HISTOIRE NATURELLE MÉDICALE.

### SYNONYMIE. — CLASSIFICATION. — MŒURS.

La puce pénétrante (*Pulex penetrans*) [Linnée], appelée chique à la Guyane, aux Antilles françaises et au Sénégal, où elle vient de se montrer récemment (Rapport médical, 4e trimestre 1884, Dakar) [Lejollec], a reçu des dénominations variées suivant le pays qu'elle habite et les auteurs qui l'ont étudiée. Lerins la nomme Ton Pison, et Maregrave, Tunga, Wertwood, Sarcopsylla, enfin Guérin-Méneville croit que les caractères qui la distinguent des puces proprement dites, joints à la connaissance de ses mœurs si différentes, peuvent autoriser la formation d'un genre pour ce singulier insecte et en cela, se conformant aux idées de Latreille, il propose le nom de Dermatophile. Chez les Brésiliens, outre le nom de Tunga, elle porte aussi ceux de Jatecuba et de Nigua; les Espagnols l'appellent Pique, les Portugais Bichos dos pes (insecte des pieds) et les Mexicains Tungay (puce méchante). De nos jours, presque tous les auteurs se rangent à l'opinion de Guérin et la décrivent sous le nom de Dermatophilus penetrans.

Je passerai sous silence l'anatomie de ce parasite, ses métamorphoses et les différentes périodes de sa vie évolutive. Bonnet, médecin de la marine, dans son mémoire sur la puce chique, 1867, et Laboulbène dans l'article Chique du Dictionnaire encyclopédique des sciences médicales, en ont donné une description magistrale. Je dirai quelques mots seulement des habitudes et des mœurs de l'insecte que j'ai observées moi-même, et, après avoir décrit la façon dont il s'introduit sous l'épiderme, j'exposerai tous les accidents qu'il produit.

La puce chique est excessivement commune à la Guyane, aux Antilles françaises, au Brésil et au Mexique. Comme le dit Brassac, elle est surtout très fréquente sur le littoral, là ou le terrain est sablonneux. La chique se plait là ou règne la malpropreté ; les chiens, les chats et les porcs en sont les grands propagateurs. Sans affirmer qu'elle vit dans les endroits où l'homme lui même ne serait jamais passé, je puis dire que je l'ai rencontrée à la Guyane dans des lieux très reculés et à toutes les altitudes. Maintes fois, j'ai eu l'occasion de constater son existence sur les rives des grands fleuves et à l'intérieur des terres, en pleines forêts vierges. Souvent encore dans mes tournées sur les placers, alors que, surpris par la nuit, je cherchais un abri dans une de ces huttes de nègres que l'on rencontre en plein bois, il m'a été facile de voir que ces points étaient infestés de ces parasites et qu'ils méritaient bien leur nom de Carbets à chiques.

Les chiques siègent généralement sur les membres inférieurs, le plus souvent aux pieds et de préférence sur la face plantaire, autour des ongles et au talon. Elles sont assez communes aux doigts, autour de l'anus, sur la verge et au scrotum ; rarement j'en ai remarqué au-dessus du nombril, à la figure, sur les avant-bras ou les bras. Je ne les ai jamais vues sur un tissu cicatriciel; elles se placent assez volontiers les unes à côté des autres, mais, pour ma part, je n'ai pu une seule fois constater la tendance qu'elles ont à occuper les loges laissées vacantes par celles qui en auraient été chassées ou qui les auraient quittées à la fin de leur vie évolutive.

Il est à peine besoin d'un quart d'heure à la chique pour s'introduire sous la peau. La femelle seule attaque l'homme; elle est plus grande que le mâle, mais trois fois plus petite que la puce ordinaire.

*Mode d'introduction.* — La chique commence par pratiquer une ouverture à l'épiderme à l'aide de ses mandibules; dès que la pointe de ces organes est engagée, ces derniers agissent comme des scies par des va-et-vient et en sens contraire l'un de l'autre, tandis que par d'autres mouvements d'abduction, les mandibules s'écartent l'une de l'autre, élargissent l'ouverture et ainsi font passer la tête. Après l'introduction de cette première partie du corps, la chique continue à percer les tissus pour s'enfoncer plus profondément; elle s'aide dans ce but de ses pattes, et peu à peu son thorax et son abdomen disparaissent sous l'épiderme. Arrivée sous le derme, elle enfonce son bec et se cramponne avec les crochets de ses pattes, se maintient solidement et commence les mouvements de succion. L'introduction passe souvent inaperçue; mais dès que la puce chique arrive sous la première couche de la peau, on commence à sentir une démangeaison légère (d'aucuns la trouvent agréable), intermittente et parfois plus ou moins forte. A ce moment, si l'on examine la région douloureuse, on ne voit qu'un petit point noir gros comme un grain de poudre ; c'est la tête de l'insecte. Plus tard, lorsqu'il s'est creusé une loge et que son ventre s'est distendu par l'absorption des liquides, les démangeaisons deviennent plus vives, puis le prurit s'arrête et tend à diminuer. A ce moment, le point noir a pâli ; il s'est entouré d'une tache blanchâtre qui n'est autre chose que l'abdomen de l'animal fortement distendu par les œufs qu'il contient. Cette distension enflamme la peau, la rend douloureuse, et tous les tissus qui entourent l'abdomen, converti en un véritable kyste, s'enflamment à leur tour, s'infiltrent et laissent suinter un liquide qui isole le kyste ayant alors le volume et la forme d'un pois. Si ce kyste est enlevé en entier, on voit après quelques minutes la poche se contracter et expulser des œufs par un petit trou. Les œufs se tiennent en forme de chapelet (Bonnet).

Au bout de sept à huit jours, l'insecte continuant à irriter les parties environnantes, à la manière d'un véritable corps étranger, s'entoure d'une zone purulente, produit un travail inflammatoire qui, tendant sans cesse à chasser le parasite à l'extérieur, finit par détruire et ulcérer la peau. A ce point de la période de suppuration, dit Bonnet, qui est aussi celle de la maturité des œufs, le ventre de la chique se rompt tout-à-coup et les œufs sont expulsés au dehors. Mais les débris durs et résistants, ou kyste, qui ne sont formés que par le ventre de la chique et les membranes des ovules, demeurent dans la plaie qu'ils ne tardent pas à convertir en ulcère.

Telle n'est pas là cependant la marche habituelle, car souvent cette évolution en quelque sorte cyclique, se termine par résolution, à moins que le sujet atteint ne soit dans des conditions de santé susceptibles d'amener des accidents très graves.

Un fait mis hors de doute par les recherches de Bonnet et Nieger, c'est la prédisposition marquée de certains tempéraments lymphatiques à présenter de nombreux kystes à chiques. Un autre fait qui ne nous a paru pas moins indéniable, c'est que l'état général aussi, la plupart du temps, imprimait un cachet spécial à la terminaison des accidents causés par la chique à la Guyane sur les transportés blancs et les coolies.

De ce que nous venons de dire à propos de l'introduction de la chique, il résulte qu'on doit reconnaître, avec Bonnet et Laboulbène, trois périodes successives : une d'invasion, une d'inflammation, une d'ulcération ou de suppuration. C'est à ces trois périodes que se montrent les diverses lésions occasionnées par la chique, que nous avons observées à la Guyane. Toutefois, pour les étudier plus méthodiquement, nous avons cru qu'il serait préférable de les diviser en accidents locaux, en accidents par propagation ou à distance, et en accidents par action réflexe. Avant de décrire ces lésions, il est bon cependant de dire quelques mots sur leur historique.

Ovidéo décrivit en 1547, pendant le deuxième voyage de découvertes que firent les Espagnols aux Indes, des ulcérations qu'il confondit d'abord avec des maladies vénériennes. Mais plus tard, il s'aperçut qu'à côté de celles-ci, il en existait d'autres qu'il appela mal des

Niguas. Il rapporte, qu'ignorant la manière de guérir le mal, beaucoup d'Espagnols perdirent les pieds ou tout au moins quelques orteils.

Margrave et Piso (Historia rerum naturalium, Bresilæ, 1648, p. 249) observèrent aussi les puces chiques et affirmèrent qu'elles ne devenaient dangereuses que lorsqu'elles pullulaient et qu'on n'y prenait aucun soin.

Ulloa (Jorge Juan) y Antonio Ulloa (Relacion historica del Viage à là America méridional, 1748, libro I, cap. VIII, p. 88), virent survenir, à la suite de la présence des chiques aux pieds et aux mains, une inflammation des glandes de l'aine et de l'aisselle s'annonçant par une douleur qui cessait après l'extraction de l'insecte.

Chappe, en 1772, pendant son voyage en Californie, avait observé que les Indiens avaient les pieds rongés et informes par suite des opérations et des incisions qu'ils étaient obligés de se faire pour retirer les Niguas.

Schwartz, 1788 (Kong vetensk. Acad. Nya Hande Stockolm, 1788, t. IX, p. 46), signale des ulcères aux mains et aux pieds des enfants, prenant quelquefois des caractères dangereux et occasionnant même la mort, qui ont pour origine les Niguas.

Rodschild écrit, en 1796, que si on ne cherche pas à retirer le Tschike, souvent d'autres viennent se grouper autour du premier et il s'ensuit un ulcère terrible qui enlève l'ongle du pied, attaque et pénètre l'os.

Pohl, en 1832 (Reise in Bresilian, t. I, p. 106), en parlant des chiques, dit qu'une inflammation, des ulcérations d'un caractère dangereux, la gangrène, la mort même peuvent survenir à la suite de leur introduction.

Rengger, en 1835 (Reise nach Paraguay), affirme que l'introduction de la puce chique et son séjour sous la peau produisent des effets différents, selon la disposition naturelle des personnes atteintes. Les uns, dit-il, n'éprouvent aucune sensation au moment de sa pénétration, d'autres ressentent immédiatement des démangeaisons et des élancements insupportables. Parvenu sous la peau, cet insecte provoque chez certaines personnes une inflammation douloureuse ayant le caractère d'un érysipèle, chez d'autres, la poche aux œufs n'est remarquée que lorsqu'elle atteint la grosseur d'un pois. Les puces chiques sont réunies les unes à côté des autres, et si on les enlève, les cavités qui en résultent dans la peau se touchent et prennent l'aspect d'un nid de guêpes. Souvent, chez ces gens, l'inflammation se change en gangrène ou bien encore la suppuration viciée ronge si profondément les tissus que des organes entiers, tels que les doigts du pied peuvent être détruits. Cet auteur a observé en outre 14 cas de tétanos.

Burmeister (Reise nach Bresilien, 1853) écrit ceci : Si on laisse la puce chique se nicher, elle évacue sa couvée, meurt bientôt et se dessèche dans les cas favorables, ou bien l'inflammation du tissu cellulaire voisin se change en ulcère qui devient facilement gangreneux et amène les suites les plus fâcheuses. Il n'y aurait aucun accident à redouter si l'on faisait à temps l'extirpation de l'insecte.

A toutes ces observations, qui ont été également signalées par M. Gage-Lebas, nous pourrions ajouter celles de Vizy (guerre du Mexique), celles de Brassac, Bonnet, Maurel, Nieger, médecins de la marine à la Guyane. Ce dernier nous apprend que, en 1822, sur 100 Irlandais habitant la crique Passoura (Guyane), 30 seulement restèrent vivants au bout de quelques mois. Ils furent envahis par les puces chiques ; un chirurgien, qui était parmi eux, ne reconnut pas la nature du mal. Ce manque absolu ou du moins le peu de moyens convenables de traitement, l'état d'anémie dans lequel se trouvaient ces colons, la faiblesse occasionnée par la suppuration constante des parties ulcérées, concoururent à faire faire de rapides progrès à ces ulcères, qui entraînèrent des accidents graves tels que la gangrène, la carie osseuse et la mort. Jusqu'à présent, aucune de ces terribles terminaisons causées par la chique n'a été signalée en France.

Laboulbène, appelé à donner ses soins à un voyageur arrivant de l'Amérique du Sud et porteur de deux puces chiques, n'a vu survenir aucune complication après l'échiquage.

Les médecins de nos ports de guerre, qui souvent se trouvent en présence de ce parasite chez des marins venant de nos colonies, n'ont également fait connaître aucune suite fâcheuse.

Moi-même, le 24 octobre 1880, je pratiquai, en rade de Saint-Nazaire, l'extirpation d'une chique arrivée à son complet développement sur le bord unguéal latéral externe du médius droit. Après avoir lavé la cavité avec un peu d'eau-de-vie camphrée étendue d'eau simple, je fis un petit pansement à sec, et, deux jours après, le malade, M. A..., interprète arabe, était complètement guéri. Je dois ajouter que M. A... arrivait des Antilles et que le paquebot qui l'amenait en France n'avait pas communiqué avec la terre depuis quinze jours.

Les accidents causés par la puce chique que j'ai observés à la Guyane correspondant aux diverses périodes établies peuvent, avons-nous dit, se diviser en trois classes :

Dès la première période, c'est-à-dire celle de l'invasion, les trois ordres d'accidents peuvent se présenter, mais en réalité ils sont très rares, car l'insecte, engagé à peine sous la première couche de la peau, passe souvent, comme nous l'avons dit, inaperçu, et le désordre qu'il produit est de la plus minime importance. Il n'en est pas de même aux deuxième et troisième périodes ; c'est à ce moment que nous avons pu le mieux observer et comparer les lésions qu'il déterminait chez les différents individus habitant la Guyane, et c'est aussi à ce moment que nous avons été le plus frappé du caractère de gravité qu'elles présentaient chez les immigrants coolies et les transportés blancs européens. Par ordre de fréquence et d'importance, les accidents locaux, c'est-à-dire l'ulcère et l'onyxis ulcéreux, doivent tenir le premier rang ; viennent ensuite les accidents par propagation ou accidents à distance, tels que les adénites, les lymphangites, les érysipèles et les phlegmons. Enfin, nous citerons les accidents par réflexes ou tétanos. Nous commencerons par nous occuper de ce dernier accident.

*Tétanos.* — Chacun sait que, dans tous les pays intertropicaux, la chaleur continue conduit à l'anémie, qui elle, à son tour produit chez ceux qui habitent ces contrées une mobilité et une surexcitabilité nerveuse particulières. D'autre part, sous l'influence de l'irradiation solaire, les centres nerveux et notamment le bulbe rachidien, tendent à se congestionner. A la suite de cette suractivité du pouvoir excito-moteur, la peau, cet organe si abondamment pourvu de filets nerveux, devient elle aussi plus impressionnable, par suite de l'augmentation de sa circulation. Or, à ce moment où surviennent ces perturbations des fonctions de l'organisme, les variations de température et d'humidité suffisent à déterminer l'explosion du tétanos, et la maladie se développera plus facilement encore si, à ces causes déterminantes et occasionnelles, vient se joindre l'influence d'un traumatisme. Les choses se passent de même à la Guyane; mais, dès à présent, il est bon de faire remarquer que nulle part ailleurs on ne rencontre une égalité de température semblable à celle que l'on trouve dans le pays que nous avons habité, et c'est à cela probablement qu'est dû, comme le fait observer Dubergé, le peu de fréquence de la névrose qui nous occupe. D'après des observations journalières, le chiffre le plus élevé de la température était de 31°,6 et le plus bas de 21°8. Il y a eu, comme on le voit, 10° d'écart pour une année. Les variations nycthémérales ne dépassent guère 6°,3. Le degré d'humidité est de 90°,8.

Tous les médecins de la marine qui ont habité la Guyane ne sont pas d'accord au sujet de la fréquence et de l'origine du tétanos. Pendant un séjour de quarante-quatre mois, l'auteur cité plus haut n'a observé que 2 cas de tétanos traumatique et 1 cas de tétanos spontané; quant au tétanos des nouveau-nés (causé par l'impression du froid humide sur l'ombilic à la suite de la chute du cordon) (Laure), il le considère aussi comme un accident très rare : « A la suite de recherches infructueuses, dit-il, je quittai la Guyane avec l'idée qu'une maladie que je n'y avais jamais rencontrée pendant quarante-quatre mois doit y être beaucoup moins fréquente qu'on ne le dit en général. » Nous partageons absolument cette opinion, puisque, pendant notre séjour, qui a duré quarante mois, nous n'avons également remarqué que 2 cas de tétanos traumatique.

A propos de l'étiologie de cette névrose dans cette colonie, le Dr Sanquer, se basant sur ce que le tétanos était très rare aux Iles-du-Salut, qui, d'après lui, étaient complètement soustraites à l'influence du miasme paludéen, prétend qu'on ne doit admettre comme cause efficiente de cette maladie que l'empoisonnement palustre. Cette opinion, fait encore remarquer avec juste raison Dubergé, est hasardée; car, outre que le tétanos n'est pas plus fréquent dans les pays paludéens qu'ailleurs, à la Guyane en particulier, ce n'est certainement pas dans les endroits où la fièvre intermittente fait le plus de ravages que l'on observe plus souvent le tétanos, et c'est pendant la saison des vents du nord et de la pluie que cette névrose est plus fréquente, précisément à cette époque où les marais sont inondés et perdent presque complètement leur toxicité. D'autre part, l'argument dont se sert Sanquer pour appuyer son assertion me paraît aussi mal établi. Ayant habité nous-même l'Ile-Royale pendant treize mois, nous avons constaté que toutes les fois que le vent venait de terre (kourou), les salles des hôpitaux se remplissaient de malades présentant une des nombreuses manifestations du miasme paludéen. Le même spectacle se produisait pendant la saison sèche, alors que l'eau baissait dans la grande mare du plateau, et à ce propos l'observation devenait beaucoup plus intéressante; en effet, suivant la direction du vent qui soufflait, nous avons toujours remarqué que les malades qui se présentaient à nous avec la fièvre intermittente étaient précisément ceux qui avaient leur habitation sous le vent de la mare. C'était bien là, par conséquent, un foyer paludéen.

Quoi qu'il en soit, nous devons noter que le tétanos est le plus à craindre pendant le mois de la fraîcheur et de la pluie. Sur 20 cas de tétanos relevés dans le service des hôpitaux de la colonie pendant un an, il n'y en a eu que 1 en août et 2 en septembre; tous trois étaient traumatiques. Les 17 autres se répartissaient ainsi : 8 en avril, 5 spontanés et 3 traumatiques; 6 en mai, 4 traumatiques et 2 spontanés; 1 en juin, 2 en juillet, tous trois traumatiques.

D'autre part, dans une statistique de tous les décès survenus à l'hôpital de Cayenne de 1854 à 1884, qui nous a été gracieusement communiquée par notre ami le Dr Orgeas, nous voyons que, sur 3,889 décès, il y en a 46 par suite de tétanos de cause traumatique spontanée ou indéterminée. Ils sont ainsi répartis : Européens libres, 8; nègres libres, 10; coolies, 5; Annamites, 2; transportés européens, 12; Arabes, 7; transportés nègres, 2. Nous ne savons quelle a été, dans les cas de tétanos traumatique, la cause du traumatisme; néanmoins, il est permis de croire que plus d'un d'entre eux est dû à la puce chique. Nous apportons ici deux observations de tétanos. La première appartient à M. Chéron. C'est un cas de tétanos spontané d'après lui. Dans la deuxième, nous rapportons 1 cas de tétanos traumatique que nous avons constaté nous-même et qui a été causé par la puce chique.

*Extrait du rapport médical du pénitentier de Kourou au premier trimestre* 1861. — Un cas de tétanos spontané mérite d'être noté, survenu chez un transporté charpentier de profession. Aucune cause apparente ou sérieuse n'a pu servir à l'expliquer, si ce n'est quelques traces de plaies de *chiques* aux pieds. Pas de piqûre. Cet homme a prétendu avoir couché une nuit sur le sol humide, et attribuait sa maladie à cette imprudence. Elle a débuté par du trismus qui a suivi une marche lente, quoique progressive. Le deuxième jour, constriction épigastrique accompagnée de crampes dans les extrémités. Le troisième jour, il a été évacué sur l'Ile-Royale (son nom n'est pas porté sur la liste des décès.) (Chéron.)

Le 12 janvier 1879, à 1 heure de l'après-midi, étant de garde à l'hôpital de Cayenne, je recevais dans le service de la transportation, le nommé Boisson, transporté blanc âgé de 48 ans environ, provenant d'un chantier forestier où il était employé. Les porteurs du cadre ne peuvent me donner que peu de renseignements ; il est malade depuis quarante-huit heures et a beaucoup vomi. L'examen du malade me fait reconnaître un cas de tétanos traumatique. Voici dans quelles conditions le malade se présentait à moi : au gros orteil du pied gauche et à la face plantaire se trouvait une petite plaie ulcérée (suite de chiques) remplie de saleté ; sur le bord interne du même pied et à la face plantaire de l'autre se trouvaient également plusieurs chiques ; état général mauvais, peu d'œdème aux membres inférieurs, mais développement considérable de la rate.

D'autre part, trismus et opistothonos très accentués.

Extirpation des chiques, nettoyage et pansement des plaies à l'eau alcoolisée. Le malade, après avoir pris un bain d'air chaud, est placé dans un cabinet particulier à atmosphère élevée ; le soir, on réussit à lui faire prendre 4 grammes d'hydrate de chloral en potion.

Le lendemain 13, à la visite, mêmes symptômes, contraction persiste, de plus, les secousses redoublent d'intensité et de fréquence, la respiration devient anxieuse et la déglutition impossible, pansement des plaies, séances répétées de chloroformisation.

Le malade meurt à 2 heures de l'après-midi.

## ACCIDENTS LOCAUX.

### ONYXIS ULCÉREUX.

Lorsqu'on entre dans un service de chirurgie, à la Guyane, que les malades soient transportés ou coolies, on est frappé de l'uniformité des lésions qu'on y rencontre. Presque tous les malades sont atteints d'ulcères des membres inférieurs et ces ulcères eux-mêmes, comme le fait remarquer si justement Maurel, sont d'autant plus fréquents qu'on approche davantage des extrémités. Parmi ces lésions, nous devons remarquer en premier lieu l'ulcère proprement dit qui n'est autre chose, comme nous tâcherons de l'établir, que l'ulcère phagédénique des pays chauds dû au mauvais état général, et au second rang l'onyxis ulcéreux qu'on ne doit pas confondre avec l'ongle incarné et qui se distingue nettement, comme nous le verrons plus loin, des onyxis syphilitique et scrofuleux de l'eczéma et du psoriasis de l'ongle. Avec l'auteur cité plus haut, nous reconnaîtrons deux formes à l'onyxis ulcéreux. La première, qui est la moins fréquente, n'affecte d'habitude que l'ongle ; toute la matrice est prise en entier et presque en même temps. On la reconnaît à un liseré purulent qui entoure l'ongle. Ce liseré ne tarde pas à former une véritable nappe de pus sous-unguéale et l'ongle, qui déjà était mobile, ne paraît plus être retenu que par les bourrelets latéraux et le repli cutané de son bord postérieur; à un degré plus avancé de la suppuration, l'ongle perd sa transparence; il devient dur, cassant et douloureux au contact; dans ces conditions, il est fatalement destiné à tomber, aussi faut-il au plus tôt l'extraire.

La deuxième forme est celle que nous avons observée le plus fréquemment; elle se developpe de la façon suivante:

Une puce chique vient se loger sous la portion libre de l'ongle, au bout de quelques jours, alors que le parasite a parcouru toute sa vie évolutive, le petit abcès qui s'est formé tout autour du sac s'ouvre et le corps de l'animal lui-même est expulsé. Si à ce moment le porteur de l'insecte, peu soucieux de sa santé, continue à marcher pieds nus, la petite plaie qui est le résultat de la sortie de la chique en contact avec la boue, ne tardera pas à s'ulcérer, à s'agrandir, et l'inflammation gagnant de proche en proche, la partie antérieure de la matrice de l'ongle ne sera plus qu'une ulcération. Presque détaché du derme sous-muqueux, l'ongle rendu mobile se recoquille en se relevant par tous ses bords devenus libres, prend une teinte noirâtre et ainsi déchiqueté, ramolli par le pus et privé de vie, il devient un véritable corps étranger entretenant l'ulcération. Celle-ci, à son tour, donne lieu à une suppuration assez abondante et d'une fétidité extrême ; elle devient très douloureuse et saigne au moindre contact, surtout chez les malades atteints d'anémie. A cette période, on voit quelquefois survenir sous l'influence de quelques attouchements avec des substances modificatrices et de grands soins de propreté une amélioration. L'ulcère semble s'être transformé en une plaie de bonne nature ; la cicatrisation progresse, la partie moyenne de l'ongle qui faisait fonction de corps étranger s'élimine, tout enfin semble faire espérer une guérison prochaine, lorsque tout à coup on assiste presque au retour de tous les désordres que nous venons de signaler. La cause de cette récidive est produite par ce que Maurel appelle d'une façon si heureuse « les chicots de la matrice », qui ne sont autre chose que les deux extrémités de la partie postérieure de la matrice restées enfouies sous les tissus et qui peuvent provoquer les phénomènes décrits plus haut tant qu'elles occupent cette place. La marche de l'onyxis est excessivement lente et son caractère principal est, comme on le voit, la récidive. Il n'est pas rare de rencontrer des malades qui traînent leur affection cinq ou six mois. Chez ceux-là en particulier, et surtout si leur état de déchéance physique est avancé, on voit à la suite d'une récidive survenir d'autres complications plus graves que la lésion première. D'abord les parties molles qui environnent l'onyxis deviennent rouges, luisantes, tendues, chaudes et douloureuses, puis l'ulcération gagne en profondeur et quelquefois arrive jusqu'au périoste. A ce moment, l'orteil prend la forme d'une massue et si l'on n'intervient à temps, le mal faisant de nouveaux progrès, le périoste phlogosé ne nourrissant plus l'os, celui-ci se nécrose. A son tour, ce dernier faisant office de corps étranger, produit l'inflammation de l'articulation, laquelle se met à suppurer et entraîne bientôt l'inflammation des articulations voisines. C'est ainsi qu'on voit souvent un onyxis paraissant sans gravité et stationnaire au début, prendre tout à coup une marche rapide et entraîner la perte de tout un orteil. Maurel fut même conduit à pratiquer une désarticulation tibio-tarsienne à la suite de ces désordres et le malade succomba à l'opération.

Les complications de cette affection sont, comme on le voit, très graves, et le chirurgien ne saurait trop tôt donner ses soins pour essayer de les éviter. L'onyxis ulcéreux est très commun à la Guyane sur les transportés blancs et les coolies, sa fréquence est telle qu'on serait tenté, quand on n'a pas exercé dans le pays, de considérer les chiffres contenus dans les statistiques, comme entachés d'exagération. Qu'on me permette de citer un extrait du rapport médical, 1er semestre 1876 (Maurel). « Le nombre total des journées pour affections chirurgicales sur le pénitencier de Saint-Laurent du Maroni ne comptant pas 1,200 hommes, s'élevait à 8,163. Or, sur ce nombre, 1,079 appartiennent à l'onyxis (causé par la puce chique ou autre traumatisme), soit plus du huitième ; et cependant ce n'est là qu'une partie de celles qui lui reviennent réellement. Pour avoir une idée exacte de sa fréquence, il faudrait ajouter ces journées à la part de celles imputées aux ulcères des membres inférieurs qui ne reconnaissent pas d'autre point de départ que l'onyxis et qui, pour ce même semestre, atteignent le chiffre de 3,421. Ainsi, même en faisant subir une certaine réduction à ces derniers chiffres, pour les ulcères qui ne sont pas consécutifs à des onyxis, on arrive à établir que la moitié environ des journées à l'hôpital revient à cette affection. Et cependant, ce n'est pas encore là toute la vérité. Pour l'avoir tout entière, il faut tenir compte que l'onyxis étant une maladie légère tant qu'elle est simple, le plus souvent elle est traitée dans des infirmeries dans lesquelles elle constitue l'affection la plus commune, que d'autres sont portés par des hommes qui ne réclament pas nos soins, qu'enfin beaucoup sont disséminés dans les différentes salles sans être compris dans les statistiques, parce que les malades qui les portent sont en même temps atteints d'autres affections plus graves. »

On ne pourra donc confondre l'onyxis ulcéreux avec l'ongle incarné, qui lui, est aussi rare que l'autre est fréquent.

L'onyxis ulcéreux est du reste une véritable inflammation ulcéreuse de la totalité de l'ongle s'étendant de proche en proche et s'accompagnant presque toujours de la perte de cet organe (Maurel). Dans l'ongle incarné, au contraire, cet organe reste intact et l'ulcération débute toujours sur un des replis latéraux et de plus à sa partie antérieure (Dupuytren). Dans les onyxis syphilitique ou scrofuleux, l'altération commence toujours au niveau du derme sous-unguéal ou rétro-unguéal, mais on arrive à reconnaître leur nature surtout par les commémoratifs et l'étude des symptômes concomitants. L'eczéma et le psoriasis se distinguent, eux aussi, très nettement de l'onyxis ulcéreux. Dans l'eczéma, la lésion provient de la matrice de l'ongle ou du derme sous-unguéal. Dans le premier cas, l'ongle est parcouru par des stries transversales ; dans le second, il est soulevé par sa face profonde, grâce à la présence d'une substance épidermique de nouvelle formation, substance croûteuse d'apparence amiantacée offrant une épaisseur très variable. Pour le psoriasis unguium, on trouve un signe caractéristique mais non constant, c'est un aspect pointillé de l'ongle. Je passe sous silence les caractères des autres lésions de l'ongle et crois qu'il est inutile de faire le diagnostic différentiel de l'onyxis avec certaines maladies parasitaires ou professionnelles qui affectent cet organe.

### ULCÈRE.

Un deuxième accident local causé par la puce chique observé à la Guyane, aussi rebelle que celui que nous venons de décrire et presque aussi fréquent, est l'ulcère. 20 sur 100, d'après Chapuis. Pendant longtemps, on avait cru à la spécificité de cet ulcère et quelques-uns même pensaient qu'il était dû à un venin particulier; Laboulbène et Bonnet ont fait justice de cette erreur. Cette opinion a été également combattue par M. Canoville, qui s'exprime ainsi : « Si ces ulcères étaient produits par une espèce d'inoculation, ils se montreraient indistinctement tout aussi bien, peut-être même de préférence chez les Européens nouvellement arrivés plutôt que chez ceux qui sont acclimatés. Or, ce n'est pas ce qui se passe. Les cas nombreux que j'ai observés le prouvent suffisamment ; pas un seul exemple d'ulcération chez les malades de notre bord; au contraire, exemples fréquents dans la population indigène et acclimatée. » De notre côté, nous pouvons ajouter que jamais nous ne l'avons vu survenir sur les militaires et les matelots de la garnison de la Guyane qui ne passaient que deux années dans la colonie, tandis que nous l'avons vu un nombre de fois excessivement considérable sur les transportés et les immigrants. On a prétendu aussi que ces lésions dépendaient uniquement de l'irritation produite par le séjour dans la loge kystique des débris du parasite incomplètement expulsé ou maladroitement déchiré par l'échiqueur. Or, jamais nous ne l'avons vu survenir chez les Européens nouvellement débarqués, et, par conséquent, complètement inexpérimentés. Quelquefois, tout au plus par leurs manœuvres intempestives sont-ils arrivés à produire une légère augmentation de l'inflammation causée par l'insecte. Enfin Brussac, dans une note sur la chique et les accidents produits chez l'homme, se pose la question suivante : Ces ulcères sont-ils dus uniquement à des lambeaux de kyste restés dans la plaie et à des œufs non expulsés et décomposés dans la loge, ou bien faut-il croire avec Bajon que les œufs produisent autant de nouveaux insectes cherchant à leur tour à se loger et à faire plus tard leur ponte, ce qui remplirait en peu de temps les pieds de chiques, et, par suite, d'ulcères ? Il rejette tout d'abord l'opinion de Bajon, mais il croit que les ulcères seraient uniquement le résultat de l'inflammation provoquée par la présence de plusieurs chiques et plus tard par les lambeaux restés dans la plaie, soit par la maladresse de l'opérateur, soit par suite de la rupture naturelle du sac. Il a soin d'ajouter néanmoins que le développement de ces ulcères est dû cependant à la malpropreté et à la misère physiologique des individus qui en sont atteints. Pour cet auteur, en somme, l'ulcère serait la conséquence directe du séjour dans la plaie des parties constituantes vivantes ou mortes de l'insecte. Je citerai encore, à propos de l'étiologie de ces ulcères, l'opinion de Levacher et la théorie de la pullulation parasitaire. Levacher pense que ce sont les membranes du ventre de la chique qui, demeurant dans la plaie, ne tardent pas à la convertir en ulcère malin, désigné communément sous le nom de malingre aux Antilles; cette théorie, qui offre la plus grande ressemblance avec celle exposée plus haut, ne compte plus de partisans. Quant à l'opinion de la pullulation parasitaire dans l'épaisseur du derme, pullulation qui amènerait la production de ces vastes délabrements, elle est absolument abandonnée. Jamais, dans les ulcères, on n'a observé des larves ou des chiques à l'état parfait. Il est probable, comme le dit M. Canoville, que cette opinion n'est due qu'à une observation erronée de larves de quelque autre diptère.

Les diverses théories que nous venons de passer en revue nous paraissent impuissantes à donner à l'ulcère que nous avons observé un caractère particulier et nous amènent à examiner si réellement cette lésion qu'on observe à la Guyane et qui est causée par la chique n'est pas la même que celle observée dans les zones équatoriales, connue sous le nom d'ulcère cachectique des pays chauds, ulcère des mauvais états généraux, ulcère phagédénique (Leroy de Méricourt).

Déjà Lind, en 1762, lors d'un voyage à Batavia, avait vu survenir sur les hommes de son bateau, profondément anémiés et gravement débilités par le paludisme, les ulcères les plus terribles, ulcères putrides rongeants qui consumaient les chairs en vingt-quatre heures, même jusqu'à l'os, à la suite de la plus petite entaille à la peau ou de la moindre égratignure.

Pendant la guerre du Mexique, Vizy observa également chez des soldats fatigués par la campagne et débilités par le climat, des ulcérations qui se produisaient presque d'emblée (au bout du cinquième jour) et causées par les chiques.

D'autre part, le Dr Deblenne dit qu'à Madagascar, chez les gens débilités et les fébricitants, l'ulcère phagédénique reconnaît le plus souvent pour origine une petite plaie produite par un fragment de corail, alors que la plaie a été en contact avec l'eau de mer. Le Dr Aubœuf nous apprend aussi que, dans l'Inde, la cause occasionnelle de l'ulcère phagédénique peut être une piqûre d'épine de cactus, etc., pourvu qu'elle se produise sur un individu à sang appauvri se trouvant dans des conditions accentuées de misère physiologique. Enfin, les ulcères phagédéniques que l'on observe dans notre colonie de l'Indo-Chine ne reconnaissent point d'autres causes. C'est fréquemment une simple contusion, une petite éraflure, une écorchure à peine visible qui ne tarde pas à s'agrandir et à prendre un cachet spécial imprimé par l'état général de l'individu atteint.

De ces observations, il résulte en somme que pour qu'un ulcère phagédénique se produise dans les pays chauds, deux conditions sont essentielles : 1° un traumatisme de nature variable ; 2° un état particulier de misère organique chez l'individu atteint. Or, nous nous demandons où l'on pourrait trouver ces deux conditions mieux remplies qu'à la Guyane et que chez les immigrants coolies et les transportés.

La Guyane est, comme on le sait, une contrée où l'intoxication palustre règne en maîtresse. Elle se révèle sous toutes les formes : fièvres intermittentes quotidiennes, tierces, quartes, irrégulières, pernicieuses et cachexie paludéenne. On peut dire que la véritable endémie dans cette colonie est l'empoisonnement miasmatique, et elle est si intimement liée à la nature du sol et du climat qu'aucune épidémie, si intense qu'elle soit, non seulement ne l'efface pas, mais ne peut même atténuer sa prédominance. Dans ce pays, la durée moyenne de la vie du transporté blanc Européen est de sept ans six mois sept jours, et si parfois ce dernier a réussi à se reproduire d'une façon éphémère, sa progéniture, comme le dit le Dr Orgéas, a rempli autant de feuilles de clinique que de pages d'écriture. Dans l'espace de vingt et un ans, de 1856 à 1877, l'Inde a fourni à la Guyane 8,462 immigrants : 2,894 existaient encore dans la colonie en 1881 ; 674 seulement ont pu revoir leur patrie et 4,894 étaient morts. Devant ces désastres et alarmé à juste titre, le gouvernement britannique n'a plus autorisé un seul convoi. Si à ces causes de dépérissement dans ce pays à climat chaud on joint, pour les transportés et les coolies, le long séjour dans la colonie, la nourriture insuffisante et de mauvaise qualité, la malpropreté et les mauvaises conditions hygiéniques dans lesquelles ils se trouvent, les travaux auxquels ils se livrent (dans les placers et les grands bois), on trouve immédiatement l'un des facteurs et je puis dire le plus important même pour les placer dans les conditions nécessaires au développement du phagédénisme. Quant à l'agent traumatique chez les individus marchant nu-pieds et travaillant dans les mines d'or, on peut dire qu'il est encore plus fréquent à la Guyane que partout ailleurs, puisque dans ce pays, à toutes les autres causes qu'on trouve dans les autres contrées, il faut joindre la présence de la puce chique.

Les causes premières qui engendrent l'ulcère phagédénique des pays chauds et celles qui produisent l'ulcère de la Guyane sont donc de même nature. Les symptômes et la marche de ces lésions finirent d'établir avec le traitement leur similitude pathogénique.

L'ulcère causé par les chiques à la Guyane offre les mêmes symptômes et la même marche que l'ulcère des autres pays chauds. Il tend à s'agrandir en faisant subir aux tissus qu'il atteint une destruction moléculaire et présente comme les autres ce caractère spécial d'anesthésie consécutive que l'on constate non seulement sur les bords et au fond de la plaie, mais aussi sur les tissus environnants, à une distance plus ou moins grande. Son siège presque exclusif est le membre inférieur (pied et jambe).

On peut lui considérer deux formes, suivant l'état général de l'individu atteint : la forme légère et la forme grave.

Michel Lévy et Baudens ont dit que sous l'influence d'une haute température la circulation s'accroissait à la périphérie du corps et que les plaies marchaient plus promptement vers la guérison. Tous ceux qui ont observé des plaies à la Guyane ont vu que cette action bienfaisante se manifestait non seulement chez l'Européen nouvellement arrivé, mais encore chez celui qui possédait ce léger degré d'anémie qui caractérise l'acclimaté. Cet état d'anémie semble en effet presque physiologique, tant il répond aux conditions de la santé sous les latitudes équatoriales; mais sous l'influence de la chaleur continue et après un long séjour, l'anémie réelle vient-elle à se confirmer et à se transformer plus tard en anémie tropicale et en cachexie paludéenne par suite d'autres causes, on voit la scène changer complètement. La circulation devient aussi misérable à la peau que dans tout l'organisme; les bourgeons charnus des plaies sont pâles et saignent au moindre contact; enfin la cicatrisation s'opère avec une lenteur désespérante et souvent elle ne devient complète qu'après avoir rétrogradé plusieurs fois. Dans ces circonstances, il arrive aussi que les bords de la plaie se congestionnent, s'indurent, et alors la circulation est si languissante que ces bords ne peuvent arriver à fournir une cicatrice. Les plaies se transforment à ce moment en ulcères atoniques. Pour nous donc les deux formes que l'on peut considérer à l'ulcère de la Guyane sont uniquement sous la dépendance de l'état général de l'individu atteint. Toutes deux sont assez fréquentes sur les immigrants et les transportés; la plus légère néanmoins est de beaucoup la plus commune. Le plus souvent, à la Guyane, la cause occasionnelle de ces affections est l'irritation très vive produite par la présence de la chique logée au-dessous de l'épiderme; les symptômes du début sont les mêmes pour les deux formes.

Dès que la chique a été extraite ou qu'elle a été expulsée par les seuls efforts de la nature, si la plaie qui en résulte ne se ferme pas au bout de vingt-quatre à quarante-huit heures, on voit que ses bords s'entourent d'une auréole inflammatoire, s'élèvent et deviennent douloureux, tandis que le fond de la plaie laisse suinter un liquide séreux assez abondant. C'est là la forme légère de l'ulcère causé par les chiques. Cet ulcère reste stationnaire pendant longtemps s'il n'est l'objet d'aucun soin, mais attaqué par un traitement général et local appropriés, il ne tarde pas à guérir. On voit, en effet, les symptômes inflammatoires et la suppuration s'arrêter d'abord, puis le fond de la plaie se comble de bourgeons charnus de bonne nature et la cicatrisation s'accomplit.

Dans la deuxième forme ou forme grave, la fièvre apparaît très souvent et règle pour ainsi dire sa marche. On voit tantôt le travail ulcératif, après un temps plus ou moins long et à la suite d'un traitement local et général appropriés, s'arrêter brusquement comme dans les cas légers ; l'inflammation également cesse et les bourgeons charnus réparateurs apparaissent; mais le malade vient-il à avoir un accès de fièvre, les désordres précédemment décrits se reproduisent presque instantanément.

D'autres fois, et ce sont là les véritables cas rebelles, l'ulcère est atonique, insensible, et la zone d'insensibilité s'étend aux régions voisines ; dans ce cas, la destruction moléculaire n'a aucune tendance à s'arrêter, progresse au contraire dans tous les sens et menace la vie du malade si on n'intervient à temps.

En définitive, comme on le voit, il se produit dans ces ulcères dont la cause occasionnelle est la chique, ce qui a lieu exactement dans les ulcères dits de Cochinchine et de Madagascar. Faut-il s'étonner des résultats funestes auxquels ils peuvent donner lieu? Il ne faut pas oublier que ces accidents nous les avons observés chez les paludiques, « chez ces gens, comme le dit Verneuil (à propos de la gangrène palustre), dont le foie et la rate sont toujours engorgés ». Il est certain qu'en pareil cas, les tissus sont non seulement mal nourris par un sang chargé de principes toxiques ou encombré de principes désassimilés et non consommés, mais encore mal arrosés en raison du mauvais état de l'appareil vasculaire (myocarde débilité). Cependant, la vie, toute précaire qu'elle soit, s'y maintient tant bien que mal, mais elle ne tarde pas à s'éteindre pour peu que se surajoute un facteur pathologique nouveau. Ce facteur sera chez les uns une contusion, chez les autres une compression, une inflammation spontanée ou un état morbide modifiant la circulation au point contus, comprimé, enflammé. A la Guyane, et chez beaucoup de coolies et de transportés, c'est l'introduction de la puce chique dans les tissus.

Toutes ces considérations nous permettent donc de conclure, avec M. Canoville d'abord, que l'ulcère dû à la chique observé à la Guyane est le même que celui qui a été décrit dans tous les autres pays chauds sous le nom d'ulcère phagédenique, et ensuite que le jugement de Laboulbène, concernant la lésion produite par ce parasite, reste parfaitement vrai. « Je dois dire ici, pour ne plus y revenir, que la chique cause des ulcérations qui n'ont rien de spécial ou de vénimeux au début et qu'aucun poison ne paraît déposé par l'insecte. » (Dict. encyclop. des sciences médicales, art. Chique, 1874.)

Au nombre des accidents locaux, il faut également citer la gangrène. Nous l'avons, pour notre part, remarquée assez rarement, mais, comme le dit M. Canoville, on comprend très bien qu'elle puisse être aussi la conséquence des troubles profonds de nutrition engendrés par le travail d'ulcération. Elle ne revêt aucun caractère particulier.

---

## ACCIDENTS PAR PROPAGATION OU A DISTANCE

Ces accidents sont les adénites, les lymphangites, les érysipèles et les phlegmons. Le plus fréquent est l'adénite inguinale ; Vizy l'avait déjà souvent observée pendant la guerre du Mexique; elle était attribuée à la marche et aux fatigues auxquelles étaient exposés les soldats atteints de chiques. Nous l'avons rencontrée également sur les transportés vivant dans les bois et chargés de l'entretien du fil télégraphique qui relie Kourou à Saint-Laurent-du-Maroni. Je dois dire aussi que plusieurs furent accompagnées de lymphangite et que quelques-unes même arrivèrent jusqu'à la suppuration. Une dernière complication est celle signalée par Dassier. Il a vu, dit-il, plusieurs fois des érysipèles se déclarer sur les chairs tendres des blancs à la suite d'une extraction de chique. Cette affection est très commune sur toutes les races, mais elle est particulièrement redoutée par les femmes créoles, qui pensent qu'une fois l'érysipèle apparu, le mal se montrera dans la suite périodiquement et produira à la longue les grosses jambes. (Elephantiasis des Arabes.)

*Adénite inguinale suppurée* (hôpital militaire de Cayenne). — Dirghan, immigrant, né à Madras, âgé de 35 ans, habite la colonie depuis quatre ans, marche nu-pieds, se trouve dans de mauvaises conditions d'alimentation et d'habitation, a travaillé dans différents placers à l'exploitation de l'or. Plusieurs séjours à l'hôpital et dans les infirmeries pour fièvre paludéenne. Rate très développée, état d'anémie avancé.

Entre à l'hôpital le 17 septembre 1879, présentant une adénite inguinale (côté gauche) manifestement fluctuante, chiques nombreuses aux deux pieds, onyxis commençant du pied gauche, un peu de pus sous l'ongle du gros orteil du même pied. Ouverture de l'abcès le lendemain avec le cautère, écoulement de pus assez notable ; pendant trois jours la plaie tend à s'agrandir et prend un mauvais aspect.

Vers le sixième jour apparaissent, au milieu d'un pus assez abondant mais de bonne nature, quelques bourgeons charnus. Depuis, la cicatrisation progresse, et le malade sort guéri le 22 octobre.

Traitement : extirpation des chiques, nettoyage des plaies, repos au lit. Pansement local au tafia camphré, puis au vin aromatique, avec attouchements au nitrate d'argent. Traitement général tonique avec sulfate de quinine, vin de quinquina et sirop d'iodure de fer.

*Phlegmon simple* (Hôpital du bagne, Iles du Salut).— Drieuse, transporté, né à Fécamps, 68 ans. Quinze ans de séjour à la Guyane ; balayeur. Anémie prononcée ; plusieurs entrées à l'hôpital pour fièvre intermittente.

Vient à l'infirmerie de la transportation le 21 juillet 1878, à la visite du matin. Présente un gonflement douloureux accompagné de chaleur et de rougeur de tout le pied gauche, remontant jusqu'au milieu de la jambe.

Augmentation des ganglions de l'aine, douleur à la pression. La face plantaire du pied gauche est farcie de chiques.

Pédiluve prolongé. Onctions avec onguent mercuriel et cataplasmes de farine de lin. Le lendemain l'épiderme est détaché. Dans la nuit, élancements au niveau du tiers inférieur de la jambe, côté interne, accès de fièvre. Le 23, le gonflement persiste : applications de cataplasmes arrosés d'eau-de-vie camphrée. Le 24 et le 25, la rougeur diminue, les tissus sont moins tendus et les plaies formées par les chiques sont en voie de cicatrisation. Le 26, les symptômes inflammatoires qui faisaient penser, dès le premier jour, à un phlegmon diffus, se sont dissipés, le travail inflammatoire s'est circonscrit au tiers inférieur et interne de la jambe, où il existe un point fluctuant. Le lendemain, ouverture de l'abcès par le bistouri. Traitement désinfectant au coaltar, et traitement général tonique. Guérison après vingt jours.

## TRAITEMENT.

Le traitement des accidents causés par les chiques peut se diviser en deux parties : le traitement préventif et le traitement curatif.

*Traitement préventif.* — Les moyens prophylactiques que nous avons vu employer à la Guyane contre les chiques, diffèrent avec les diverses races avec lesquelles nous avons vécu ; mais dès à présent, je dois le dire, ils sont, pour la plupart inefficaces. Je tiens à signaler les principaux. Les Indiens Galibis passent uue couche de Roucou (Bixa orellana) sur toute la surface des pieds et le bas des jambes. Incontestablement à l'état frais cet enduit suffit à éloigner les parasites, mais dès que par la marche la couche s'est usée, le pied n'a plus aucune protection contre l'invasion de la chique. Du reste les Indiens eux-mêmes n'ajoutent qu'une confiance limitée à l'action préservatrice du Roucou. En effet, tous les voyageurs qui ont visité les Indiens Galibis ont pu voir que presque toutes les femmes portent, à la lèvre inférieure, une ouverture ronde au-dessous du bord libre de la lèvre ; cette ouverture donne passage à une foule d'objets piquants, tels qu'épingles, arêtes de poisson, épines d'Awara, etc. On ne rencontre point ces armes chez les vierges. Celles-ci, au contraire, portent au mollet gauche une jarretière tressée en fil d'aloès, tellement serrée, qu'elle occasionne parfois l'atrophie du membre, mais dès que les premières menstrues se sont montrées, les parents s'empressent de couper la jarretière et perforent alors la lèvre inférieure qui doit recevoir le faisceau d'épingles, épines, etc., avec lesquelles la jeune fille, devenue nubile, pourra plus tard échiquer son mari et ses enfants. Les nègres Bosh et Bonis préfèrent s'oindre les pieds et les jambes avec l'huile de Carapa (Carapa guyanensis); ils n'obtiennent également qu'une protection de peu de durée contre les atteintes du parasite. Enfin, un autre moyen employé par les mineurs, paraît plus efficace : il consiste à porter des chaussettes trempées dans le suc exprimé des baies de Copahu. En vérité on ne doit accorder aucune importance à tous ces remèdes. De tous les traitements prophylactiques, le plus simple et le meilleur est, sans contredit, la propreté. Jamais je n'ai vu le parasite pulluler sur des pieds bien entretenus, tandis que des pieds crasseux la chique en fait son séjour véritablement favori. Comme les Arabes, il faut au moins une fois par jour se laver les pieds et les autres parties du corps. C'est une habitude que l'on prend très facilement dans les pays chauds et qui procure un véritable bien-être à l'Européen. Les chiens et les chats doivent être bannis de l'endroit que l'on habite. On ne doit jamais marcher nu-pieds, même dans les appartements bien tenus. Les murs et le parquet de la chambre que l'on habite doivent être souvent lavés à l'eau chaude ou froide, douce ou salée. Si à toutes ces précautions on ajoute des recherches journalières du parasite, on ne pourra le trouver, en tous cas que bien rarement profondément enfoncé dans la peau, de sorte que son extraction devenant plus facile ne sera accompagnée d'aucune douleur et n'amènera aucune suite fâcheuse. Au temps de l'esclavage le maître qui tenait à employer tout son monde et à faire prospérer ses plantations, faisait visiter régulièrement et échiquer, s'il y avait lieu ses travailleurs. Aujourd'hui encore, dans les casernes et sur les bateaux, le médecin passe chaque semaine une visite de propreté; il est indispensable que l'on soumette les transportés aux mêmes règles hygiéniques et, qu'au besoin, on supplée à leur négligence par des mesures disciplinaires.

Tous ces moyens que nous venons de passer en revue peuvent éloigner le parasite ; mais parfois, quoi qu'on fasse, la chique attaque l'homme et réussit à s'introduire sous la peau sans éveiller son attention.

Deux traitements peuvent être employés en présence de cet accident. Le premier consiste à tuer le parasite d'abord et à attendre ensuite son expulsion ou à la provoquer. Dans le second, on ne s'attarde à aucun moyen préparatoire, et l'on pratique au plus tôt l'extirpation de l'animal. Les médicaments dont on se sert pour tuer le parasite, alors qu'il est caché sous l'épiderme, sont la teinture d'opium, le chloroforme, l'onguent mercuriel, le biodure de mercure et l'acide phénique ; en général ils sont peu employés, à moins que les chiques ne soient très nombreuses. De préférence on s'adresse à l'extirpation.

L'extirpation de la chique ou échiquage se pratique de

différentes manières, le manuel opératoire varie avec la période évolutive de la chique.

Toute personne, dit Laboulbène, ayant une bonne vue de la patience et un peu d'habitude, pourra extraire la chique, sinon avec facilité, du moins avec sûreté. A la première période, c'est-à-dire au moment où la chique attaque l'épiderme, rien n'est plus simple que de l'enlever soit avec une pince, soit par le raclage. A la deuxième période le manuel opératoire variera suivant que l'animal, complètement caché sous les téguments, aura son corps entouré ou non d'une couche de liquide séreux ou purulent.

Dans le premier cas, le procédé consiste à introduire délicatement, par l'orifice de pénétration, une aiguille sous le point noir représentant la tête de l'insecte et à faire bascule. Si l'on échoue du premier coup, il est permis de recommencer, mais il ne faudrait pas, cependant, trop irriter cette partie; on procède ensuite au pansement que réclame la petite plaie. Quelques lavages à l'eau-de-vie camphrée et quelques heures de repos suffisent pour déterminer la guérison. Il faut apporter un peu plus d'attention et de soin dans la manière d'opérer pour le second cas; à ce moment, comme nous l'avons dit, le corps de l'animal est entouré d'une couche de liquide séreux ou purulent. On introduit encore une aiguille, mais autour de la couche d'œdème, on décolle délicatement l'animal des téguments voisins et on l'enlève au bout de son instrument. Si la chique est enlevée incomplètement ou si l'on a crevé le sac, il est bon de recueillir, avec une curette, les débris d'œufs et les parties restées dans la plaie. Si l'extraction est complète on se trouve en présence d'une cavité qui, très rarement, arrive jusqu'au tissu cellulaire sous-cutané, le derme forme une cavité d'un rouge plus ou moins intense. Quelques lavages à l'eau-de-vie avec un peu de charpie et un jour de repos amènent la guérison. Il n'est pas besoin de cautériser la petite plaie au nitrate d'argent ou de la toucher avec la teinture d'iode; il faut éviter les corps gras et surtout il faut bien se garder de suivre les détestables habitudes des habitants du pays qui bourrent la loge laissée par la chique, de cérumen, de cendres de cigarettes, de tabac mâché et quelquefois de fumier; ce sont là (il n'est pas besoin d'y insister), autant de causes d'accidents graves.

A la troisième période (période de suppuration ou d'ulcération) il est inutile de chercher la chique; comme nous l'avons dit plus haut, l'animal, à ce moment, a été expulsé et la plaie s'est transformée en ulcère. Or, quand l'ulcère apparaît, ce n'est plus seulement le traitement local qui pourra enrayer sa marche. Ses complications sont uniquement sous la dépendance de l'état général de l'individu atteint; c'est donc à cet état qu'il faut s'adresser tout d'abord. Le quinquina à haute dose et pendant longtemps, rendra ici les services qu'il rend dans la plupart des paludoses. Il en sera de même de l'arsenic bien administré.

Il est, d'ailleurs, bien entendu que l'emploi des antipériodiques n'exclut en aucune façon les autres moyens préventifs ou curatifs hygiéniques médicaux ou chirurgicaux qu'on peut leur opposer. Un bon régime, le séjour dans une habitation sèche et le repos viennent en première ligne. Comme traitement local, les pansements émollients sont très avantageux au début, à la période aiguë de l'ulcère.

Plus tard, on s'attachera à modifier la surface de la lésion au moyen de poudres absorbantes ou désinfectantes, telles que les poudres de charbon et de quinquina, ou de charbon et de coaltar, ou bien encore celle de camphre additionnée de jus de citron. Citons également, comme modificateurs de la plaie que nous avons vu employer, la teinture d'iode et la teinture d'aloès qui auraient donné de bons résultats dans les cas d'ulcères du Mozambique. Si l'ulcère prend un bon aspect, quelques attouchements au nitrate d'argent et un pansement par occlusion avec des bandelettes de diachylum, au besoin même quelques greffes épidermiques (Treille) finiront d'achever la guérison.

Si l'on se trouve en présence d'une forme atonique, il faut s'adresser au cautère actuel et quelquefois même, à bout de ressources, on est forcé de recourir à l'amputation.

Quant à l'onyxis ulcéreux, nous avons vu, qu'au point de vue clinique, Maurel lui reconnaissait deux formes ; avec cet auteur nous distinguerons également deux traitements, au point de vue thérapeutique. Dans la première forme, alors que l'ongle est mobile et son tissu encore résistant, Maurel conseille de ne pas hésiter et de pratiquer l'avulsion. Voici comment il s'y prend : après avoir anesthésié l'orteil avec un mélange réfrigérant de glace et de sel marin, il glisse vivement sous l'ongle une spatule et l'enlève. S'il y a hémorrhagie, il l'arrête; il régularise ensuite les bords de la plaie, puis il fait un pansement à recouvrement; il s'adresse de préférence à la cire ramollie avec laquelle il recouvre l'orteil. Au bout d'une dizaine de jours, en moyenne, la cicatrisation est complète et la plaie n'a point suppuré. Dans la seconde forme, qui est la plus rebelle, on se propose de détruire complètement les chicots qui entretiennent la plaie à la façon de véritables corps étrangers. Pour atteindre ce but, j'ai vu successivement essayer l'avulsion de l'ongle par les pinces, la dissection, la cautérisation actuelle, le perchlorure de fer, la potasse et la soude caustique, la poudre de Vienne et le nitrate d'argent. Chacun de ces procédés compte des succès; mais sur aucun, comme le fait remarquer l'auteur déjà cité, on ne peut compter, d'une manière sûre; les raisons qu'il en donne sont les suivantes : La dissection, quelque minutieuse qu'elle soit, laisse souvent une partie de l'ongle et devient, par conséquent, inutile, car celui-ci se reproduisant rapidement, reconstitue la cause que l'on voulait enlever; 2° la cautérisation au fer rouge détruit facilement les parties molles, peut atteindre le périoste, mais laisse intact le tissu corné; 3° quant aux caustiques potentiels, ils partagent les mêmes inconvénients. En face de l'incertitude de ces divers traitements, Maurel eut la pensée d'utiliser la propriété qu'ont les caustiques arsenicaux d'attaquer presque exclusivement les tissus composés de jeunes cellules. Voici la description du procédé que nous lui avons souvent vu employer à la Guyane et que nous lui empruntons : On mélange trois parties d'acide arsénieux et dix de charbon de Belloc avec une solution de gomme très épaisse, de manière à faire une pâte de consistance assez ferme. La plaie et tout particulièrement les environs de l'ongle sont séchés avec soin. Si, dans une partie quelconque du pourtour de l'ongle, l'épiderme existe encore, il faut avoir la précaution de le détruire pour mettre à nu les couches profondes, puis on entoure tout l'ongle d'une mince couche de la pâte que l'on vient de préparer et on recouvre le tout de charpie. Si la plaie n'est pas saignante, quelques minutes suffisent pour que la pâte sèche, on recouvre cette pâte d'un petit linge cératé. Le lendemain le caustique est adhérent aux tissus et tout autour; les jours suivants se forme une zone vascularisée indice d'une inflammation éliminatrice qui produit son action complète au bout de huit à dix jours. A ce moment, on observe du pus entre l'eschare et les tissus sains et à la plus légère traction on voit l'ongle venir au bout de la pince en entier et intact. Il reste alors à nettoyer la plaie et à faire un pansement à recouvrement. Pour cela, Maurel se sert de deux ou trois petites compresses trempées dans du collodion élastique et qu'il applique sur la plaie. Au bout de six à huit jours, on lève ce premier pansement et l'on trouve que la plaie est sinon complètement cicatrisée, du moins en très bonne voie. Un deuxième pansement occlusif, fait de la même manière, amène presque sûrement la guérison. Si pendant l'opération on s'apercevait que quelque parcelle de la matrice ait échappé à la première application de caustique il faudrait, sans retard, entourer le chicot d'une nouvelle couche. De tous les procédés que nous avons vu employer contre l'onyxis ulcéreux, celui de Maurel nous a paru toujours le plus sûr et le plus rapide, et il est bon de l'appliquer, non seulement à la première période de l'onyxis ulcéreux, mais aussi lorsque le périoste est tuméfié. Cette complication, pourvu qu'elle ne soit pas trop avancée, bénéficie largement de ce traitement, car, en même temps que l'ulcération se cicatrise on voit les tissus indurés de l'orteil reprendre leur couleur et leur souplesse normales.

---

### *Cas d'ulcère suite de chiques.*

Candapanaïken, coolis de Madras, 40 ans, habite la colonie depuis cinq ans, employé comme ouvrier dans les placers, a été déjà soigné plusieurs fois pour fièvre intermittente; rate augmentée de volume; état général peu satisfaisant; sur la face dorsale du pied droit vaste cicatrice, suite d'ulcère.

Entre de nouveau, le 2 décembre 1877, à l'hôpital pour fièvre intermittente et ulcère situé au-dessous et en avant de la malléole externe du pied gauche. Cette plaie, qui est grande à peu près comme une pièce de cinq francs, présente des bords calleux, irréguliers, taillés à pic et décollés en certains points. Le fond est gris et laisse couler une quantité peu abondante d'un pus mal lié et fétide. Cet ulcère est survenu, d'après ce que nous dit le malade, à la suite d'une petite plaie causée par les chiques il y a trente-cinq jours environ; depuis quinze jours, il tend à s'accroître; le malade accuse peu de douleurs, mais ressent une vive démangeaison au pourtour de la plaie. Les parties environnantes sont gonflées et d'un rouge vineux.

Le 2 et le 3, nettoyage de la plaie, repos au lit et application de cataplasmes de farine de lin arrosés d'eau blanche. Sulfate de quinine 0,50 c. et vin de quinquina 100 gr., 1/2 d'aliments et 3/4 vin.

Le 4, dans la matinée, fort accès de fièvre; la plaie n'a pas changé d'aspect; suppuration peu abondante et de même nature, la rougeur et le gonflement des tissus ont diminué.

Le 5. Lavage de la plaie au tafia camphré; on la bourre de poudre de charbon et quinquina; même traitement général. Pas de fièvre.

Le 6. Le fond de la plaie est légèrement rosé, on aperçoit quelques bourgeons charnus autour des bords décollés. Même prescription par ailleurs.

Le 7. Léger accès de fièvre; la plaie reste stationnaire. Mêmes soins.

Les 8, 9, 10 et 11 jusqu'au 15 décembre, mêmes soins.

L'état général s'est sensiblement amélioré; la fièvre n'est plus revenue; à partir du 9, on a diminué la dose de sulfate de quinine.

Le 15. Elle a été supprimée.

Le 16. Le fond de la plaie a un aspect grenu, les bords se sont affaissés et il n'existe plus de décollement. On badigeonne le fond avec la teinture d'iode, on panse encore à la poudre de charbon et quinquina; de plus, on prescrit 150 gr. vin de quinquina, les 3/4 de vin et la ration entière d'aliments.

Le 20. Les bourgeons charnus s'élèvent presque à la hauteur des bords. Léger attouchement au nitrate d'argent et même pansement.

Le 22. Le malade va de mieux en mieux, la fièvre ne s'est plus montrée, et un petit liseré cicatriciel apparaît autour de la plaie. A partir de ce moment on réprime les bourgeons charnus avec la pierre infernale, et on applique un pansement occlusif avec bandelettes imbriquées de diachylum. On laisse le pansement pendant trois jours.

Le 25. La suppuration a été très abondante, tout le pansement est sali. On sèche la plaie avec un linge fin. On touche de nouveau au nitrate d'argent et on panse comme précédemment. La plaie a diminué des trois-quarts.

Le 28. Suppuration moins abondante; mêmes soins. La cicatrisation a fait de nouveaux progrès.

Le 31. On peut considérer l'ulcère comme guéri.

12 janvier. Le malade quitte l'hôpital dans un état très satisfaisant.

### *Cas d'onyxis ulcéreux suite de chiques.*

Delay, transporté blanc, 45 ans environ, quinze ans de séjour, vidangeur au pénitencier de Cayenne; paludique, a fait plusieurs séjours dans les infirmeries et à l'hôpital.

Entre le 21 octobre 1876, pour onyxis ulcéreux du petit orteil. Avulsion de l'ongle. Est sorti guéri le 7 décembre.

Deuxième entrée, 25 février 1877, pour fièvre intermittente; sorti guéri le 25 juin.

Entre pour la troisième fois, 9 janvier 1878, présentant les symptômes suivants : Le gros orteil du pied droit a presque la forme en massue, l'ongle est mobile et en partie relevé par ses bords; au-dessous de son bord antérieur et sur le côté externe se trouve une plaie ulcérée remplie de saleté et de pus fétide.

Tout autour, les bourrelets latéraux et le repli cutané du bord postérieur ainsi que les parties voisines sont rouges, luisants et tendus.

A son entrée, pédiluve, nettoyage de la plaie; on coupe les parties relevées de l'ongle. Lavages au coaltar et pansement émollient, repos au lit, demi ration aliment, trois quarts de vin, 60 gr. vin de quinquina et 30 sp. iod. de fer. Même pansement et même traitement pendant deux jours.

Le 12. L'inflammation a beaucoup diminué, on cesse les pansements humides; on sèche bien la plaie et les parties latérales, on entoure les parties restantes de l'ongle et la matrice d'une traînée de caustique arsenical; on attend qu'elle prenne un peu consistance, puis on les recouvre d'un petit linge cérate et l'on termine le pansement avec de la charpie et une bande.

Le lendemain 13, le malade accuse peu de douleur, la pâte est complètement sèche, on nettoie de nouveau la plaie, on refait le même pansement, on a soin de mettre de la charpie rapée entre le caustique et la plaie ulcérée pour que le pus ne fasse pas fuser la pâte. Même traitement général.

Le 14. On aperçoit manifestement une zone vascularisée à la base de la traînée du caustique. Le malade ne présente rien de particulier, on continue les mêmes soins jusqu'au 19.

Le 20. Au pansement du matin on voit que la zone vascularisée est remplacée par une zone purulente qui existe entre l'eschare et les tissus sains, on tire alors sur ce qui reste de l'ongle et l'organe tout entier vient au bout de la pince. On lave de nouveau la plaie au coaltar et on applique le pansement à recouvrement avec bandelettes trempées dans le collodion élastique.

Le 28. L'appareil est levé, la plaie est presque cicatrisée, le malade ne ressent plus aucune gêne et demande à sortir; on lui applique un deuxième pansement occlusif le même jour et on lui permet de quitter son lit, mais pour rester assis et la jambe élevée sur une chaise. 100 gr. vin de quinquina, ration d'aliments et trois quarts de vin.

3 février. Il reste encore un petit point gros comme une lentille; on touche au nitrate d'argent, on applique un morceau de diachylum et on entoure le gros orteil d'ouate.

Le 5. Le malade est complètement guéri.

Il est inutile, je pense, d'énumérer tous les traitements qui doivent être appliqués aux autres lésions produites par la chique. La médication qui s'adresse aux lymphangites, adénites, érysipèles, phlegmons et gangrène, reste la même, lorsque ces affections sont causées par la puce chique ou tout autre corps étranger. Il faut tenir grand compte, cependant, du lieu où elles ont été observées et des individus chez lesquels elles se sont présentées. Or, nous croyons-nous être déjà assez longuement expliqué à ce sujet.

---

## CONCLUSIONS.

La puce chique (Dermatophilus penetrans) est excessivement fréquente à la Guyane française, où elle n'épargne aucune race, aucun sexe, aucun âge. Mais, tandis qu'elle ne laisse aucune trace sur les personnes nouvellement arrivées et qui s'entourent de tout le confortable que l'on peut trouver dans ce pays, elle produit, au contraire, des lésions graves chez les individus affaiblis par un long séjour dans la colonie, chez ceux qui ont une nourriture insuffisante et de mauvaise qualité, qui marchent nu-pieds, qui sont peu soigneux de leur personne, et qui vivent en un mot dans des conditions hygiéniques détestables, comme les immigrants et les transportés blancs européens.

Il faut extraire la chique à n'importe quelle période de sa vie, qu'elle soit seule ou en nombreuse compagnie ; son extirpation doit se faire d'après les divers procédés que nous avons indiqués. Il faut rejeter complètement les remèdes employés par les habitants, tels que cérumen, cendre de pipe et tabac mâché, et ne pas oublier de prescrire avant tout le repos.

Ayant toujours présent à l'esprit que les personnes qui offrent les lésions que nous avons décrites sont des paludiques, on ne négligera jamais de joindre au traitement local approprié un traitement général tonique et fortifiant.

L'ulcère causé occasionnellement par la chique à la Guyane n'est autre que l'ulcère phagédénique des pays chauds. Il réclame, par conséquent, les mêmes soins. Quant à l'onyxis ulcéreux, on devra s'astreindre à l'application rigoureuse du procédé de Maurel, qui est le moyen le plus simple et le plus rapide pour arriver à la guérison.

Enfin, on ne devra jamais se lasser de recommander à ceux qui habitent cette contrée les soins de propreté et les lavages fréquents des pieds.

Par ces moyens, on évitera toute complication fâcheuse, et sûrement on ne verra plus, comme en 1862 et 1876, sur un effectif moyen de 6,000 transportés, le nombre de journées d'invalidation pour ulcères aux membres inférieurs, dont si souvent le point de départ est la chique, s'élever à 104,542.

Les administrateurs du service pénitentiaire et les chefs de placers doivent donc, les uns sur les transportés et les autres sur les coolies, veiller avec le plus grand soin à leur propreté et à leur entretien.

Une paire de chaussures souvent économisera les frais d'une année d'hôpital à l'administration, et quelquefois épargnera la vie à un travailleur. L'État et les engagistes, comme le dit Maurel, y trouveront donc leur intérêt, et, en dehors de cette considération, qui ne doit être que secondaire, les sentiments d'humanité auront également satisfaction.

## BIBLIOGRAPHIE.


Père LABAT (J.-B.), dominicain. — Nouveau voyage des îles de l'Amérique. Paris, 1722, 2e édition, 1742.

AUDOUIN. — Dictionnaire classique d'histoire naturelle.

GOUDOT (Justin). — Annales des sciences naturelles. Zoologie, 3e série, année 1845.

NIEGER. — De la puce pénétrante des pays chauds et des accidents qu'elle peut occasionner. Thèse Strasbourg, 1858.

LEVACHER. — Guide médical des Antilles et des régions tropicales.

VIZY. — Note sur la puce chique du Mexique et son action sur l'homme. Recueil de mémoires de médecine, de chirurgie et de pharmacie militaires. 3e série, T. X, 1863, p. 306.

BRASSAC. — De la chique (pulex penetrans); accidents produits chez l'homme par ce parasite. Arch. méd. nav., 1865, T. IV, p. 512.

MOQUIN-TANDON. — Éléments de zoologie médicale, 1862, p. 291.

LABOULBÈNE. — Pulex penetrans observé à Paris. (Annales de la Société entomologique de France, 4e série, T. VII.)

GUYON. — Histoire naturelle et médicale de la chique. Revue et magasin de zoologie pure et appliquée, par Guérin-Menneville, 2e série, vol. XVII, 1865.

BONNET. — Mémoire sur la puce chique ou pénétrante. Arch. méd. nav., T. VIII, année 1867, mois de juillet, août et octobre.

CAUVET. — Nouveaux éléments d'histoire naturelle médicale. T. I, p. 174, 1869.

LABOULBÈNE. — Dictionnaire encyclopédique des sciences médicales. Art. chique.

GAGE-LEBAS. — Des animaux nuisibles à l'homme et en particulier du pulex penetrans, chique ou nigua. Thèse de Paris, 1867.

CANOVILLE. — Des lésions produites par la chique ou puce pénétrante. Th. Paris, 1880.

MAUREL. — De l'onyxis ulcéreux, observé à la Guyane française. (Arch. méd. nav., novembre 1879.)

DUBERGÉ. — Des complications des plaies à la Guyane française. Th. Paris, 1875.

ALESSANDRI. — Considérations sur le tétanos à la Guyane française. Th. Montpellier, 1874.

DU TERTRE. — Histoire des Antilles. T. II, p. 353.

ROCHEFORT (C. DE). — Histoire naturelle des Antilles. Cap. XXIV.

ORGÉAS. — Contribution à l'étude du non cosmopolitisme de l'homme. La colonisation de la Guyane par la transportation, 1883.

AUBŒUF. — Contribution à l'étude de l'hygiène et des maladies dans l'Inde. Th. Paris, 1882.

R. DEBLENNE. — Essai de géographie médicale de Nossi-Bé Th. Paris, 1883.

M. NIELLY. — Eléments de pathologie exotique.

VERNEUIL. — Revue mensuelle de chirurgie, 1883.

J. LIND. — An essay on diseases incidental to Europeans in hot climates with. the method of preventting thevi fatal consequences. London, 1768-71-75.

Paris. — A. PARENT, imprimeur de la Faculté de médecine, A. DAVY, successeur, 52, rue Madame et rue Monsieur-le-Prince, 14.

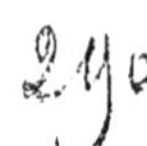

www.ingramcontent.com/pod-product-compliance
Ingram Content Group UK Ltd.
Pitfield, Milton Keynes, MK11 3LW, UK
UKHW021014180726
13838UKWH00004B/1540